Gerhard Bruns

Bluthochdruck -
Therapie ohne Nebenwirkungen?

Der Vortrag wurde am 25. April 2013 beim

„Butjadinger Forum Naturheilkunde und Medizin"

von **Gerhard Bruns** gehalten.

Das Butjadinger Forum wurde im Jahr 2003 gegründet von

Dr. Marlene Laturnus und Gerhard Bruns

Gerhard Bruns, Heilpraktiker, Dipl. Ing.

Bluthochdruck -

Therapie ohne Nebenwirkungen?

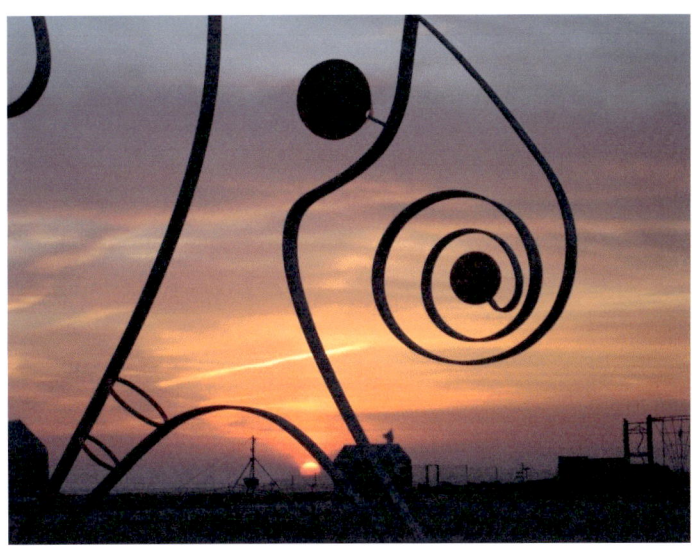

Impressum

Herstellung und Verlag:
BoD – Books on Demand, Norderstedt
ISBN 978-3-7322-8928-8

Haftungsausschluss:

Die Aussagen in diesem Buch basieren auf dem Wissen und den praktischen Erfahrungen des Autors. Das Buch wurde nach bestem Wissen und Gewissen erarbeitet und stützt sich auf die angegebene Fachliteratur. Im Vortrag sind Verkürzungen unvermeidlich. Im Zweifelsfall ist in der angegeben Literatur nachzulesen. Der Vortrag soll anregen, selbst Verantwortung für die eigene Gesundheit zu übernehmen. Dazu gehört insbesondere Information und Querchecken. Im Zweifel zu verschiedenen Aussagen oder bei Kurreaktionen, die allein schon bei Umstellung des Lebensstils eintreten könnten, sollte ein erfahrener Arzt, am besten ein Mayr-Arzt, ein Heilpraktiker oder ein Arzt für Naturheilverfahren konsultiert werden. Der Autor weist deswegen darauf hin, dass er für Selbstbehandlungen keine Haftung übernehmen kann.

2. Auflage November 2013

Inhalt

Der „Soda"- Bluthochdruck

Bei Bluthochdruck, sehr geehrte Damen und Herren, steht die Frage im Raum: „Gibt es eine Therapie ohne Nebenwirkungen?"

Wenn man diese Frage stellt, geht man automatisch von der Tatsache aus, dass in den meisten Fällen blutdrucksenkende Medikamente verschrieben und genommen werden und solche mit Nebenwirkungen, also ungewollten negativen Effekten.

Und so ist es auch in den meisten Fällen.

Denn laut Wikipedia handelt es sich in 90 % der Fälle von Bluthochdruck um einen sogenannten „essentiellen" Bluthochdruck, auch „Primärer Bluthochdruck" genannt, bei dem man keine Ursache, keinen Organschaden finden kann.

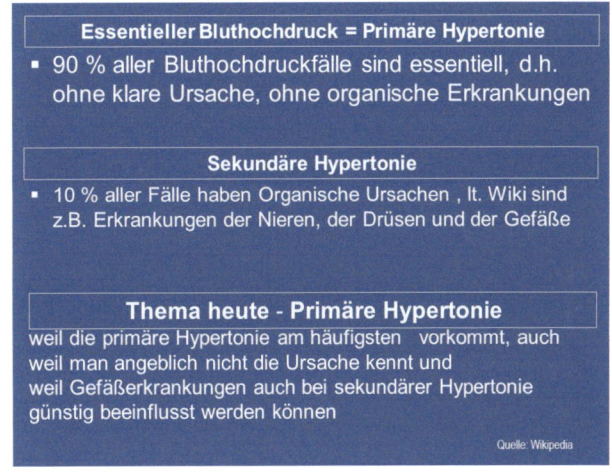

Abb. **1**

Man könnte ihn auch den „Soda"- Bluthochdruck nennen, der ist einfach nur „so da", ohne dass die Schulmedizin weder bisher Angaben über die Entstehung noch klare Vorgaben für eine Ursachenbekämpfung benennen kann.

Bluthochdruck ist auf Dauer gefährlich

Aber Bluthochdruck ist auf Dauer gefährlich. Deshalb wird - und muss auch!- der essentielle Bluthochdruck mit chemischen Mitteln gesenkt werden, ohne allerdings die Ursachen beheben zu können.

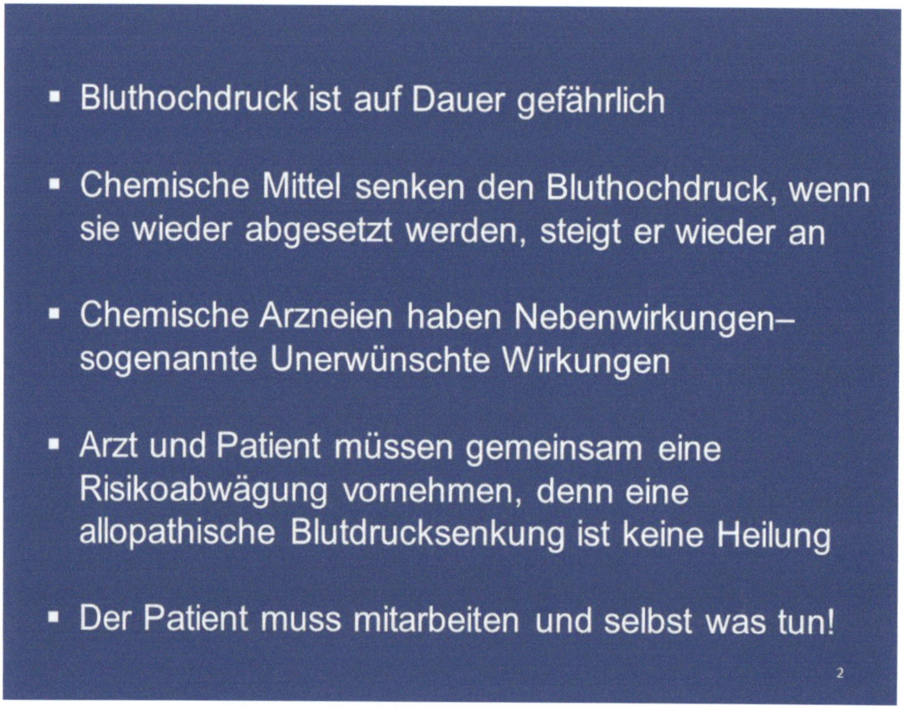

- Bluthochdruck ist auf Dauer gefährlich

- Chemische Mittel senken den Bluthochdruck, wenn sie wieder abgesetzt werden, steigt er wieder an

- Chemische Arzneien haben Nebenwirkungen− sogenannte Unerwünschte Wirkungen

- Arzt und Patient müssen gemeinsam eine Risikoabwägung vornehmen, denn eine allopathische Blutdrucksenkung ist keine Heilung

- Der Patient muss mitarbeiten und selbst was tun!

Abb. **2**

Wenn die Mittel jedoch abgesetzt werden, dann steigt logischerweise der Druck auch wieder an, weil eben die Ursache nicht behoben werden konnte.

Diese Behandlungsweise mit chemischen Mitteln senkt nicht nur den Blutdruck, sondern sie erzeugt auch Nebenwirkungen! Früher hieß das so, heute nennt man es harmlos klingender: „Unerwünschte Wirkungen".

Arzt und Patient müssen gemeinsam das Risiko abwägen

Wie auch immer man es nennt, wichtig ist, dass sowohl der Arzt als auch der Patient gemeinsam die Risiken abwägen

- Der Arzt muss dem Patienten unbedingt sagen, dass die so erzeugte Blutdrucksenkung keine Heilung darstellt und dass es Nebenwirkungen gibt, die aber wegen des höheren Risikos durch den Bluthochdruck in Kauf genommen werden.
- Dem Patienten sollte deswegen klar sein oder erklärt werden, dass er, der Patient selbst, etwas tun muss für seine Gesundheit, hier: gegen seinen Bluthochdruck.
- Zum Beispiel damit, dass der Patient Bauchfett im wahrsten Sinne des Wortes abarbeitet, denn inzwischen ist wissenschaftlich bekannt, dass ein übermäßiges inneres Bauchfett das Risiko steigert für die Entwicklung von Herz-Kreislauf-Erkrankungen und Diabetes.

Es ist also nicht so, dass die Wissenschaft keine Vermutungen hätte, warum der essentielle Bluthochdruck, vor allem bei Menschen in der westlichen Welt, so weit verbreitet ist.

Ich frage mich allerdings, warum offensichtlich nicht jeder Patient direkt darüber informiert wird.

9

Man könnte unschöne Antworten versuchen wie: „Wenn jeder seinen Lebensstil änderte, dann würde die Pharmaindustrie einen Einbruch bei einigen ihrer umsatzstärksten Medikamente erleben und Arbeitsplätze gefährden."

Und warum sollte der ohnehin überlastete Hausarzt den Patienten in Lebensstilfragen beraten, wenn er für eine Beratung nach GÖÄ nur etwa 10 € erhält?

Keine Frage ist jedoch, dass sich heute jeder selbst informieren kann, im Internet, auch gerne hier beim Butjadinger Forum!

Das Tödliche Quartett

Wenn wir z.B. das Stichwort „Das Tödliche Quartett" bei Wikipedia eingeben, dann trifft man auf eine sehr deutliche Sprache:

„Das metabolische Syndrom (manchmal auch als tödliches Quartett bezeichnete) wird heute als der entscheidende Risikofaktor für koronare Herzkrankheiten angesehen. Es ist charakterisiert durch diese vier Faktoren: abdominelle Fettleibigkeit, Bluthochdruck (Hypertonie), veränderte Blutfettwerte (Dyslipidämie) und Insulinresistenz. Die Erkrankung entwickelt sich aus einem Lebensstil, der durch permanente Überernährung und Bewegungsmangel gekennzeichnet ist und betrifft einen hohen Anteil der in Industriestaaten lebenden Bevölkerung".

Abb. 3 Das Tödliche Quartett   Wikipedia

Kurz gesagt:

- Fettleibigkeit- also Bauchfett
- Bluthochdruck
- hohe Blutfettwerte
- Insulinresistenz

Bezeichnender Weise treten in sehr vielen Fällen von Bluthochdruck diese vier Punkte des Tödlichen Quartetts zusammen auf.

Oft ist es eben nicht der hohe Blutdruck allein, er ist in bester Gesellschaft mit:

- Übergewicht
- Bauchfett
- Cholesterinspiegel, der ohnehin bei vielen Menschen über der schulmedizinischen Norm liegt
- Insulinresistenz, Altersdiabetes, Diabetes Typ 2

**Altersdiabetes mit Bluthochdruck bei Jugendlichen
vor dem 20. Lebensjahr**

Diabetes 2 ist schon lange keine Alterserkrankung mehr, sie betrifft

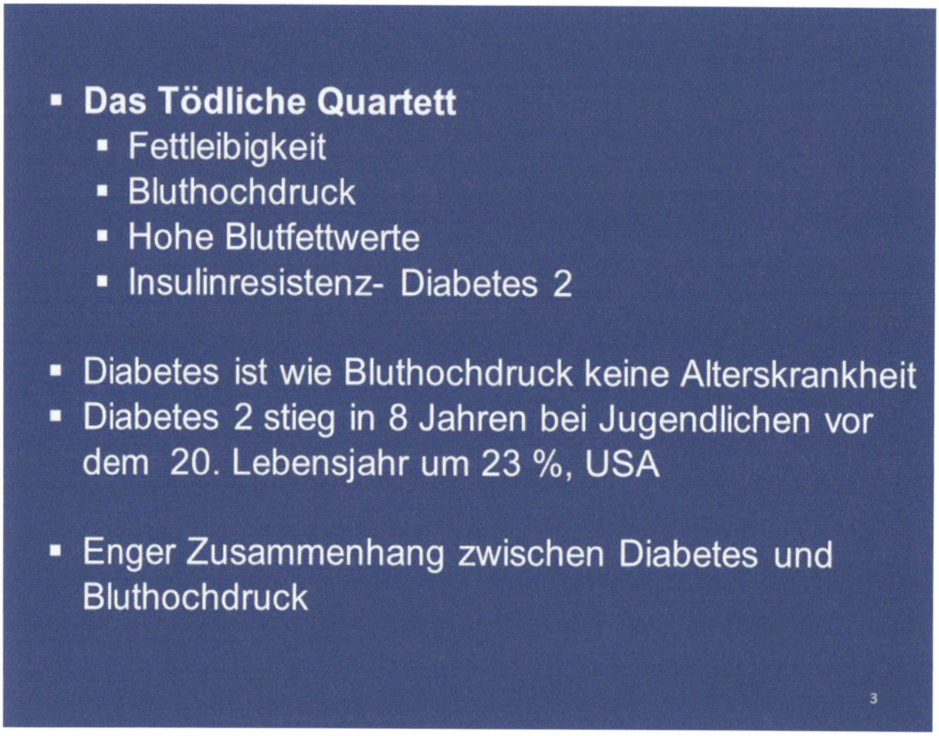

- **Das Tödliche Quartett**
  - Fettleibigkeit
  - Bluthochdruck
  - Hohe Blutfettwerte
  - Insulinresistenz- Diabetes 2

- Diabetes ist wie Bluthochdruck keine Alterskrankheit
- Diabetes 2 stieg in 8 Jahren bei Jugendlichen vor dem 20. Lebensjahr um 23 %, USA

- Enger Zusammenhang zwischen Diabetes und Bluthochdruck

Abb. **4**

immer mehr Kinder und Jugendliche, wie die Ärztezeitung am 18.6.2012 berichtet. In acht Jahren, von 2001 bis 2009, stieg in den USA der Diabetes Typ 2 bei Jugendlichen vor dem 20. Lebensjahr um 23 % an.

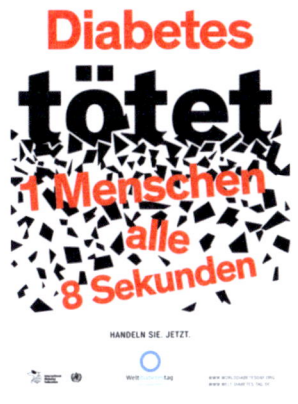

Generation XXL

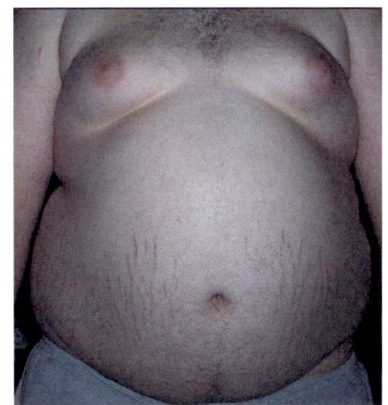

Abb. 5 Quelle: Weltdiabetestag 2012

Abb. 6 wikimedia.org/ gemeinfrei

Eine enge Korrelation, ein enger Zusammenhang zwischen Übergewicht, Fettsucht und Diabetes ist sowohl bei Kindern, Jugendlichen und Erwachsenen nicht zu übersehen.

Nach Aussagen des Robert Koch-Instituts im Ernährungsbericht 2012 waren im Zeitraum 2003-2006 der 3-17-Jährigen übergewichtig und 6,3 % adipös. Rund 67 % der Männer und 53% der Frauen waren zu diesem Zeitpunkt übergewichtig.

 Nach vier Jahren hatte ein Drittel dieser jungen Menschen in Amerika bereits eine Hypertonie! Dies zeigt auch den engen Zusammenhang von Diabetes und Bluthochdruck. Möglicherweise haben beide auch die gleiche Ursache, wie wir noch sehen werden.

Mit Eiweißfasten verschwindet das Tödliche Quartett

Merkwürdigerweise sowohl

- naturheilkundliche Erfahrungen, als auch
- wissenschaftliche Untersuchungen, wie die von Dr. Lothar Wendt und Dr. Thomas Wendt

zeigen, dass alle diese vier Punkte des tödlichen Quartetts in sehr vielen Fällen gleichermaßen dann verschwinden, wenn man für einen längeren Zeitraum **auf alle tierischen Eiweiße verzichtet.**

Eiweißfasten ist also nicht einmal eine medizinische Therapie, Eiweißfasten kann jeder von uns selbst durchführen - ohne Nebenwirkungen!

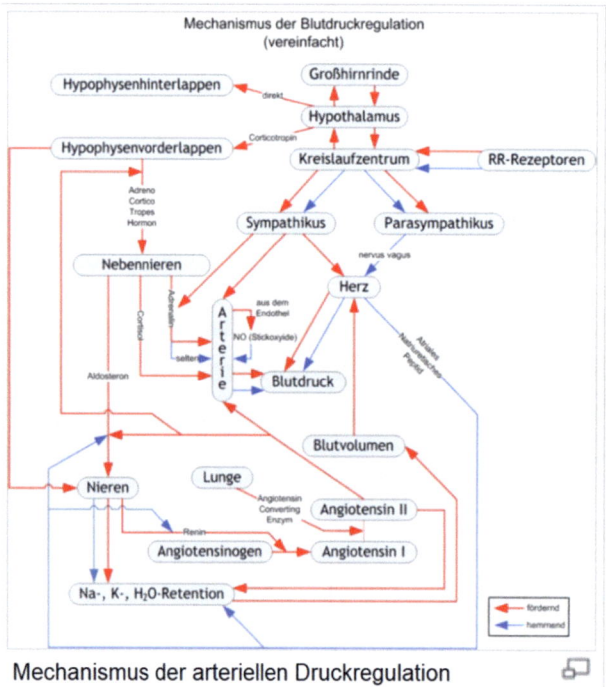

Mechanismus der arteriellen Druckregulation

Natürlich kann man nicht behaupten, dass man so jeden Bluthochdruck heilt, denn die Regelkreise in lebenden Systemen sind sehr komplex und unterliegen vielfältigen Einflüssen und Belastungen, wie dieses Schaubild zeigt.

Abb. **7**

Wir sehen an dieser komplizierten Systemskizze,

dass kein chemisches, noch so gut untersuchtes Medikament, den Blutdruck besser an alle Erfordernisse anpassen kann, als das biologische System des eigenen Körpers.

Je mehr wir selbst von diesen Regelkreisen verstehen und je mehr wir darüber wissen, was die körpereigenen Regelkreise stört, was sie fördert und was sie an natürlichen Brennstoffen brauchen, um so motivierter werden wir sein, selbst etwas zu tun, damit der Körper sich möglichst selbst hilft, sich richtig zu regulieren.

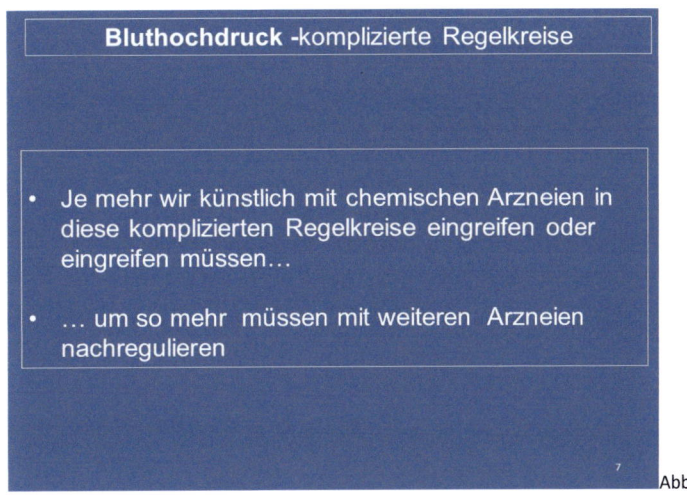

Abb. **8**

Oder anders gesagt: Je mehr wir künstlich mit chemischen Mitteln in dieses System eingreifen, desto häufiger müssen wir mit weiteren chemischen Mitteln nachregulieren.

Bluthochdruck und Diabetes 2 sind keine Alterskrankheiten

Bluthochdruck ist nicht immer eine schicksalhafte Erscheinung, jedenfalls nicht in den meisten Fällen. Auf diesen Gedanken kommt man, wenn man sich folgende Zahlen ansieht.

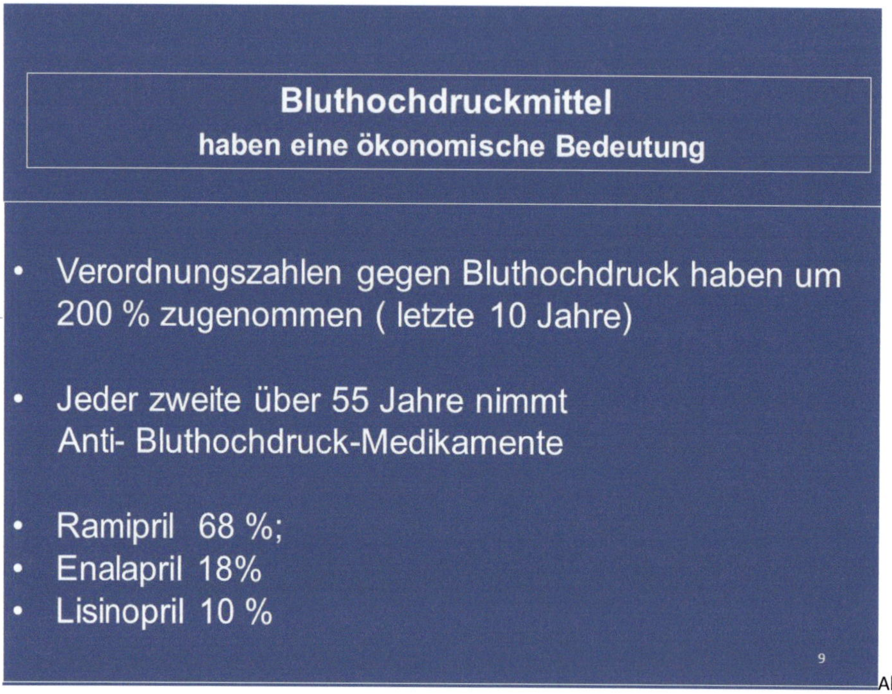

Abb. **9**

In den letzten 10 Jahren haben die Verordnungszahlen gegen Bluthochdruck um 200 % zugenommen. Ist das schicksalhaft oder eher ein Hinweis auf einen falschen Lebensstil? Etwa 20 % der Bevölkerung und jeder zweite über 55 Jahre nimmt Medikamente gegen Bluthochdruck ein.

Wenn also jeder zweite über 55 Jahre Bluthochdruck hat, dann könnte man doch fragen: Haben wir es mit einer Alterskrankheit zu tun? Die klare Antwort: Nein!

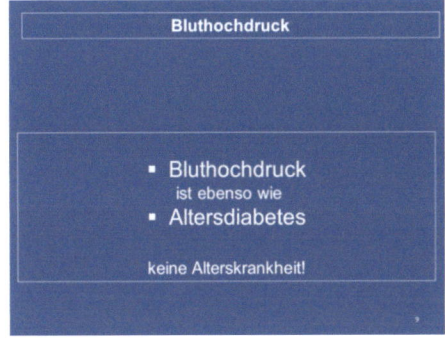

Bluthochdruck ist in den meisten Fällen genauso wenig eine Alterskrankheit wie Altersdiabetes, denn sonst würden heute junge Menschen nicht auch schon Diabetes Typ 2 haben und auch nicht zunehmend Bluthochdruck.

Abb. **10**

Nebenwirkungen von chemischen Bluthochdruck-senkenden-Arzneien

Weil heute im Prinzip alle Altersschichten wie selbstverständlich blut-drucksenkende Medikamente nehmen, sollte man sich unbedingt über Ne-benwirkungen von Blutdrucksenkern informieren.

Das ist deswegen wichtig, weil immer mehr Menschen irrtümlich glauben: „Bluthochdruck? – Na und ? Da geh ich zum Arzt und nehme Pillen, basta!"

In der Tat wird oft nicht nur eine Pille verordnet, sondern ist oft mehrere zugleich. Die einen lassen das Herz langsamer schlagen, andere entwässern. Oft müssen weitere Medikamente verschrieben werden, um die Nebenwir-kungen, anderer Medikamente abzumildern. Es ist aber sehr wichtig zu wis-sen, ob meine Medikamente auch untereinander Wechselwirkungen und deswegen mir überhaupt nicht bekommen.

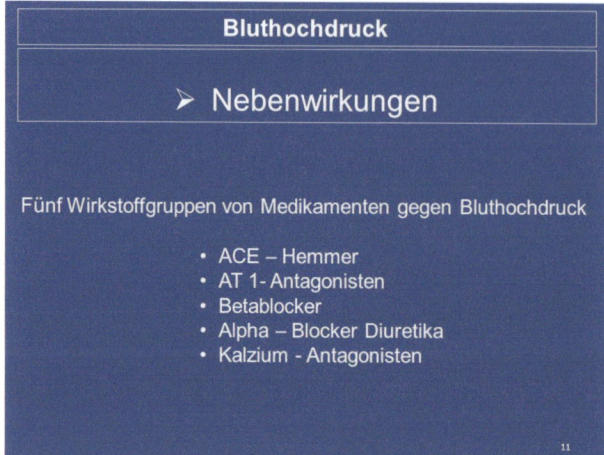

Abb. 11

Es gibt im Wesentlichen 5 Hauptgruppen von Blutdrucksenkern, wie auf den Abbildungen zu sehen ist.

Wenn wir uns mögliche Nebenwirkungen ansehen, zum Beispiel von Betablockern, so sollen sie zwar ganz gut verträglich sein,

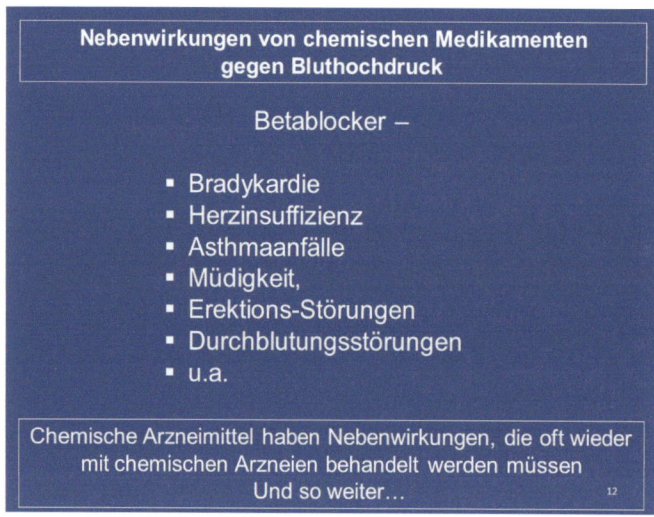

Abb. 12

aber dennoch gibt es auch dort Nebenwirkungen wie

- Bradykardie
- Herzinsuffizienz
- Asthmaanfälle
- Müdigkeit, Erektionsstörungen
- Durchblutungsstörungen

um nur einige zu nennen.

Diese Nebenwirkungen müssen nicht bei jedem Menschen und in gleicher Weise auftreten. Es sind allerdings auch nur die Nebenwirkungen beschrieben, die bisher festgestellt worden sind. Dass es weitere „unerwünschte Wirkungen" gibt, ist mit Sicherheit anzunehmen, besonders solche, die erst in späteren Jahren auftreten und dann den Blutdruckmitteln nicht zugeordnet werden. Aber was nützt es, Kenntnisse über Nebenwirkungen zu haben, wenn es keine Alternative zu einer solchen Blutdrucksenkung mit Nebenwirkungen gäbe?

Nehmen wir ein Beispiel: Ein 40jähriger hat 20 Jahre lang Betablocker eingenommen, und hat dann mit 60 Jahren eine Herzschwäche. Es bleibt ihm nach 20 Jahren nichts anderes übrig, als die durch Betablocker erzeugte Herzschwäche nun auch mit zusätzlichen chemischen Medikamenten behandeln zu lassen.

Der Arzt wird nichts anderes sagen können, als: „Das ist eben so, wir haben keine Medikamente ohne Nebenwirkungen!"

Das Ergebnis ist letztlich so, dass Ärzte eben derart erzeugte Nebenwirkungen wiederum mit chemischen Medikamenten behandeln, die wiederum auch Nebenwirkungen erzeugen. So kommt es vor, dass Patienten in der naturheilkundlichen Praxis bis zu 10 und mehr Medikamente auf den Tisch legen und verzweifelt sagen: „Mir geht es dabei überhaupt nicht gut."

Die meisten chemischen Medikamente sind Antimittel. Zum gegen den hohen Blutdruck, gegen Schmerzen, gegen Cholesterin. Sie lindern „nur", retten

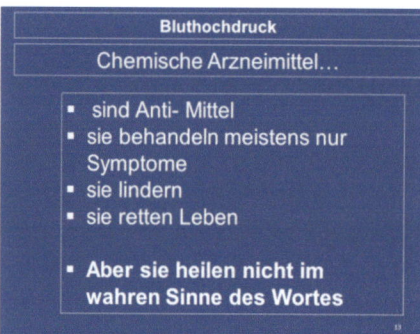

auch manchmal das Leben, aber sie heilen eben nicht! Es sind keine Heilmittel, weil sie eben keine körpereigene Heilung einleiten. Wer sie nimmt oder nehmen muss, zahlt oft einen „Nicht- Wohlfühl Preis". Der heißt Nebenwirkung: „Wo gehobelt wird, fallen auch Späne!"

Abb. **13**

Also: „Blutdrucksenker sind ebenso wie Antibiotika keine Bonbons!" Dieser Spruch kommt nicht von mir, sondern das sagen besorgte Ärzte.

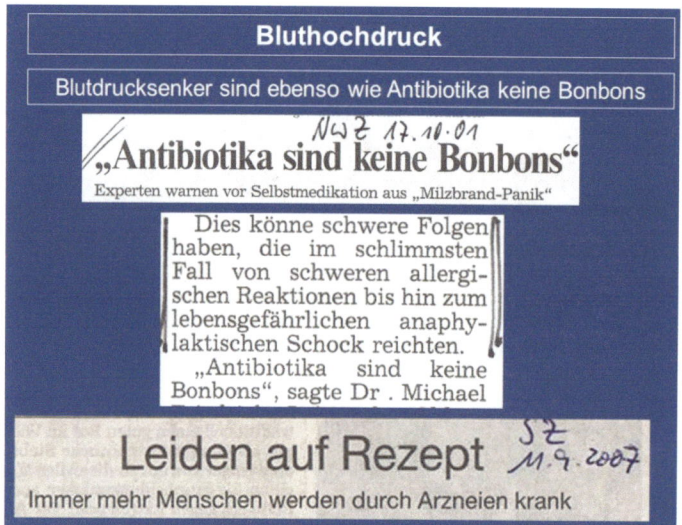

Abb. **14**

Ich möchte noch einen **Hinweis für ältere Menschen** geben, die Blutdruckmedikamente nehmen, aber damit nicht zurechtkommen. Es ist festgestellt worden, dass einige Medikamente, eben auch Blutdrucksenker, wegen der besonderen Situation älterer Menschen für diese nicht geeignet sind.

In einer Liste kann man überprüfen oder den Arzt danach fragen ob die Mittel, die man nimmt, tatsächlich für ältere Menschen geeignet sind oder durch andere, verträglichere , ersetzt werden können, welche die dennoch die gleiche Wirkung erzeugen.

Die Liste heißt **Priscus-Liste**, sie wurde von der Uni Witten / Herdecke erstellt. Man findet sie im Internet. Dort sind Alternativen aufgeführt für Medikamente, die ältere Menschen nicht vertragen.

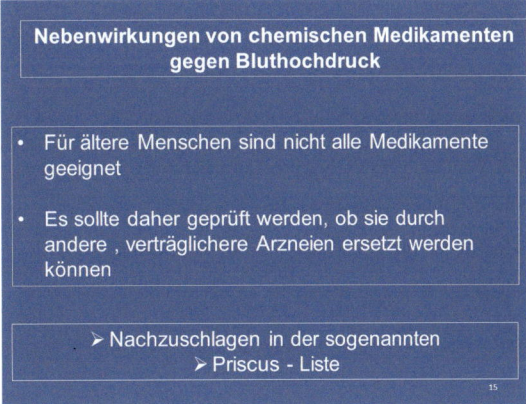

Abb. **15**

Ein Beispiel: Flecainid wird eingesetzt bei Herzrhythmusstörungen. In der Priscus-Liste steht, dass bei älteren Menschen häufiger Nebenwirkungen auftreten und dass es dafür Alternativen gibt. Auch werden Maßnahmen vorgeschlagen, wenn das Medikament trotzdem verwendet werden soll.

21

Bluthochdruck senken ohne Nebenwirkungen

Nun zum wichtigsten Teil meines Vortrages: „Bluthochdruck senken ohne Nebenwirkungen."

Ist das möglich? Und geht dies ohne die übliche Reklamean-sage: „Fragen Sie Ihren Arzt oder Apotheker." Wenn hoher Blutdruck in den meisten Fällen kein Schicksal und eher als eine Folge unseres westlichen Lebensstiles anzuse-hen ist, dann ist doch zu fragen:

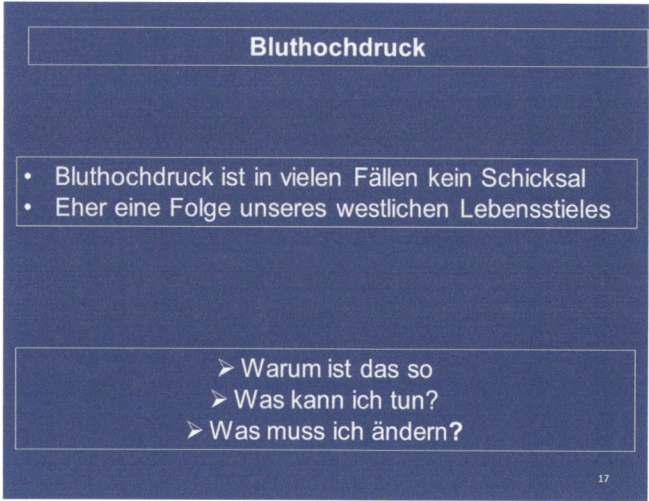

Abb. **16**

„Warum   ist das so und was kann ich tun? Was muss ich ändern?"

Wie schon erwähnt, handelt es sich bei Bluthochdruck in 90 % der Fälle um einen „essentiellen" Blutdruck, also um einen Hochdruck ohne erkennbare organische Ursachen- jedenfalls nach der aktuellen Lehrmeinung der Schul-medizin.

Es ist jedoch nicht zu übersehen, dass seit dem ersten Weltkrieg in der westlichen Welt sich eine große Vorliebe für Fleischspeisen entwickelt hat. Ich behaupte mal, dass es kaum jemanden hier gibt, der regelmäßig und bewusst an einem Tag in der Woche auf Fleisch, Käse, Wurst, Milch, Eier,   in welcher Form auch immer, verzichtet.

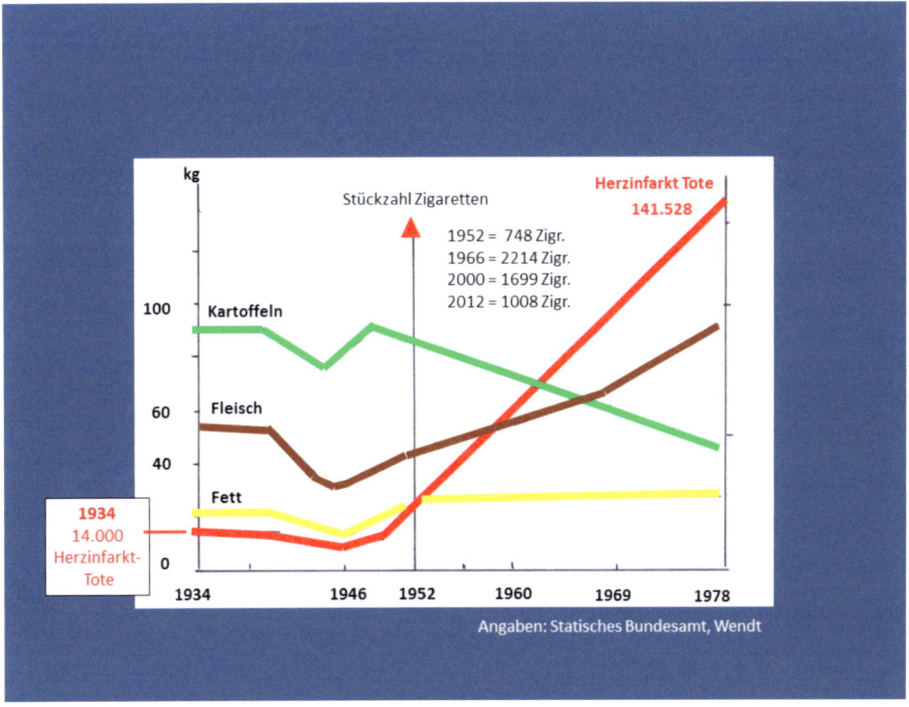

Abb.**17**

Der Fleischverbrauch, bzw. der Verbrauch von tierischem Eiweiß überhaupt, ist in der Tat nach statistischen Erhebungen enorm gestiegen, ebenso gleichermaßen wie die Herz- und Kreislauferkrankungen, insbesondere die Herzinfarkte. Der Zigarettenkonsum hatte einen ähnlich steigenden Verlauf, er hat sich in den letzten Jahren etwas verringert. Der Fettverzehr ist dagegen gleich geblieben. Der Verzehr von Kartoffeln und Getreide ist zurückgegangen. In der Nachkriegszeit 1950 lag der Fleischverbrauch pro Kopf bei 26 kg, heute bei über als 60 kg. Wobei mehr als die Hälfte davon auf Schweinfleisch entfällt.

Eiweißspeicherkrankheiten nach Profes. Dres. Lothar und Thomas Wendt

Prof. Dr. Lothar Wendt (1907 - 1989), und später sein Sohn Prof. Dr. Thomas Wendt, forschten hierüber und entwickelten vor diesem Hintergrund ihr Konzept über Ursachen und Therapiemöglichkeiten der von ihnen so genannten Eiweißspeicherkrankheiten. Eiweißspeicherkrankheiten sind solche Krankheiten, die aufgrund eines jahrelangen überhöhten Verzehrs von tierischem Eiweiß entstehen.

Zu den Eiweißspeicherkrankheiten zählen: Bluthochdruck, Arthrose, Arteriosklerose, Rheuma und nach Wendt auch, interessanter Weise, Diabetes Typ 2.

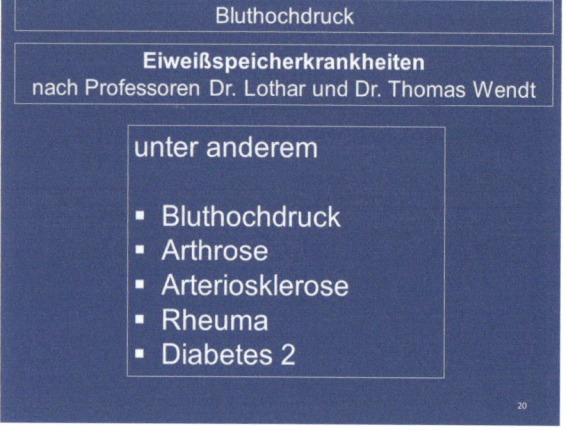

Abb. **18**

Diese schon 1986 veröffentlichten Forschungen, und die Veröffentlichungen des Sohnes Dr. Thomas Wendt, haben bisher nur teilweise, aber noch keine vollständige schulmedizinische Anerkennung gefunden. Bis 2010 war Dr. Thomas Wendt Leitender Arzt der Reha – Klinik Wetterau der BfA, Bad Nauheim. Seitdem hält er Privatsprechstunden ab in der Innenstadt von Frankfurt. Weitere Informationen findet man auf seiner Webseite http://www.prof-wendt.de/. Wendt ist auch durch zahlreiche Beiträge in Funk und Fernsehen bekannt.

Besonders empfehlenswert ist sein Naturarzt-Interview „ Herzinfarkt und Schlaganfall" in der Ausgabe 08 / 2009, das unter http://www.prof-wendt.de/downloads/interviewwendt0908l.pdf gefunden wird.

Die Gründe bzw. Hintergründe der bisher nicht vollständigen Anerkennung durch weitere wissenschaftliche Forschungen zum Konzept der Eiweißspeicherkrankheiten erläutert Wendt auf seiner Webseite.

Ich will das hier nicht vertiefen, aber wen Details interessieren, der kommt über Google-Suche auf die Seite von Prof. Wendt und zur Laudatio 2006 anlässlich des 100. Geburtstags seines Vaters in Frankfurt.

Manchmal dauert es in der Hochschulmedizin mehrere Professorengenerationen, bis frühere Einsichten eingehend überprüft, nachgeforscht und gegeben falls korrigiert werden. (Contergan als ein schlimmes Beispiel für die vielen chemischen Arzneimittelskandale, die Hormonersatztherapie als Osteoporose Prophylaxe und die Cholesterinsenker – ein Riesengeschäft! Und ganz aktuell, SZ 18.11.2013 „ Bis aufs Blut": Eine Analyse von 10.000 Patientendaten kommt zum Schluss, dass ernste Bedenken gegen die Verwendung des Blutersatzmittel HSE sprechen wegen Nierenversagen und Todesfälle)

Darunter leiden auch immer wieder Therapien, die schon vielfältige praktische Erfolge aufweisen, aber noch nicht den Segen der herrschenden Wissenschaft haben, und die somit bisher in den Katalogen der Krankenkassen nicht vorkommen. Leider wird auf diese Weise mit den Forschungsgeldern auch festgelegt, in welchen Bereichen geforscht wird und in welchen nicht.

Ein Schelm, der dabei Böses denkt, wenn die Pharma-Industrie Forschungsaufträge an Hochschulen vergibt und damit bestimmt, auf welchem Gebiet geforscht wird, damit auch die Forschungsinvestitionen sich lohnen.

Was die Eiweißspeicherkrankheiten angeht, so benötigen Heilpraktiker und Ärzte für Naturheilverfahren keine wissenschaftlichen Beweise, sondern sie empfehlen und setzen das Eiweißfasten im Einvernehmen mit Ihren Patienten bereits sehr erfolgsgewohnt ein.

Eiweißfasten, wie Fasten überhaupt, gibt es schon seit hunderten von Jahren und jeder weiß eigentlich, dass es Sinn macht.

Interessant, oder besser gesagt, viel wichtiger ist es zu verstehen, warum das bei Bluthochdruck so gut funktioniert. Es geht hierbei nicht um irgendwelche esoterischen oder religiösen Hintergründe, weshalb man z.B. nicht so viel, oder überhaupt kein Fleisch essen sollte.

Sondern es geht darum, dass Vater und Sohn Wendt mit ihren Untersuchungsergebnissen, gegen die bisherige Lehrmeinung der Schulmedizin, festgestellt haben, dass **auch Eiweiß im Körper ebenso unbegrenzt gespeichert wird wie die Fette.** Wendt stellt diese Frage in einer Tabelle etwa so dar:

Wo wird Eiweiß gespeichert?		Der Weg der Nahrungs-Moleküle		
	Bedarf	Überangebot		
	Stoffwechsel	**Unbegrenzter Speicher**	Begrenzter Speicher	Ausscheidung
Fett	+	**Fett**	FFS	-
Kohlehydrate	+	**Fett**	Glykogen	-
Eiweiß (N)	+	?	**Muskel**	**Harnstoff**
Wasser	+	-		**Urin, Schweiß**

Abb. **19** nach Prof.Dr. Wendt

Wenn wir also mehr Nahrung zu uns nehmen als wir brauchen, so wissen wir von den Fetten, dass diese unbegrenzt gespeichert werden können.

Auch Kohlehydrate und Alkohol werden in Fett umgewandelt und besonders im Bauchfett gespeichert.

Die schulische Lehrmeinung von 1969, so Vater Wendt, besagt, dass Eiweiß nicht gespeichert werden kann. Das ist auch heute noch die offizielle und noch nicht korrigierte Hochschulmeinung.

Deswegen sehen wir hier - in der Folie von Wendt bei Eiweiß, bei „unbegrenzter Speicher", das entsprechende Fragezeichen. Dort also, wo das Fragezeichen steht, ist der Ort des wissenschaftlichen Streites. Fett kann unbegrenzt gespeichert werden, das wissen wir, spätestens am Bauchfett oder am Hüftspeck merken wir es.

Aber Eiweiß, wo bleibt das Eiweiß, wenn wir zu viel davon essen?

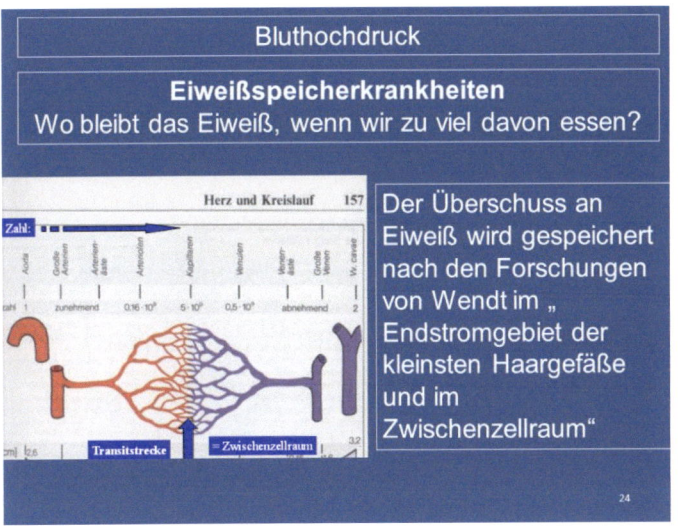

Abb. **20**

Vater und Sohn Wendt bewiesen, „die Eiweißspeicherung findet in den Kollagennetzen der Basalmembranen und des Interstitiums sowie den Mucopolysacchariden der Grundsubstanz statt."

Das ist nun sehr wissenschaftlich. Vereinfacht müssen wir uns hier nur merken, dass ein Überschuss an Eiweiß gespeichert wird, im „Endstromgebiet der kleinsten Haargefäße" und im Zwischenzellraum. Man kann sich das vereinfacht vorstellen wie in folgender Skizze, gezeichnet nach Vorlage von Prof. Dr. Thomas Wendt.

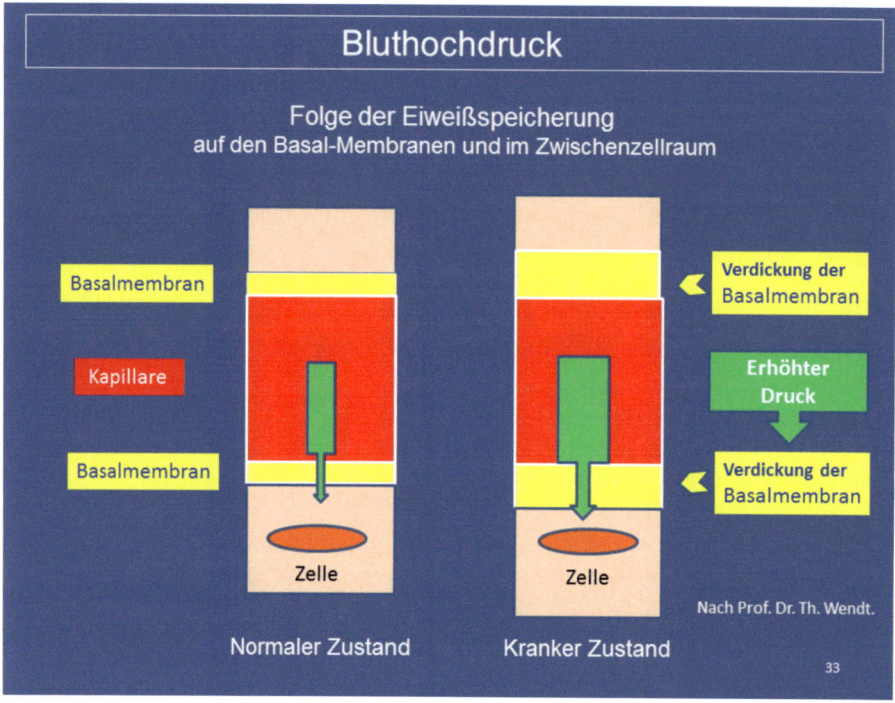

Abb. **21**

Nicht nur die Basalmembran verdickt und verdichtet sich, sondern auch der Zwischenzellraum, der alle Zellen umgibt „müllt" sich immer mehr zu mit

- Eiweißstoffen,
- Haptenen (Die Gefährlichkeit von Haptenen rührt daher, dass sie durch Bindung an spezifische Zellstrukturen eine Immunreaktion auslösen können, die zur Zerstörung einer bestimmten Zellpopulation führt. Normalerweise erkennt das Immunsystem körpereigene Strukturen, diese werden aber durch die

28

Haptenen so verändert, dass sie fremd wirken – auf diese Weise kann unter Umständen eine Autoimmunkrankheit in Gang gesetzt werden.) und

- anderen gefährlichen Stoffwechselschlacken, die der Körper nicht sofort ausscheiden kann.

Hierzu gehören insbesondere auch

- Säuren und ihre Verbindungen und
- Schwermetalle,

die der Körper nicht alle lösen und damit ausscheidungsfähig machen kann.

Der Organismus versucht den Säure-Überschuss zu kompensieren, indem er ihn im Bindegewebe zunächst zwischenlagert, so lange, bis neue Puffersubstanzen zum Abtransport zur Verfügung stehen.

Wenn nun diese basischen Pufferstoffe nicht genügend mit der Nahrung zugefügt werden, oder die Säureflut anhält, dann mobilisiert der Körper eigene Reserven. Er plündert Mineralsalze, die in Knochen, Zähnen und Knorpel eingelagert sind (Osteoporose, Arthrose Rheuma, etc.).

Bleibt die Säuren-Basen-Bilanz dennoch ungünstig, kommt es zu einer dauerhaften Gewebsacidose, die dann zur Entstehung der bekannten zivilisatorischen Krankheiten beiträgt.

Die Speicherung von Eiweiß auf der Basalmembran und im Zwischenzellraum muss zu Verdickungen und Verdichtungen führen, so dass die „Durchsaftung" mit Nährstoffen und Schlacken behindert wird. Somit wird die Ernährung und Versorgung, aber auch die Entsorgung der Körperzellen gefährdet.

Das biologischen Systemen innewohnende Überlebensprinzip will aber unter allen Umständen die Versorgung der Zellen mit Nährstoffen aufrechterhalten.

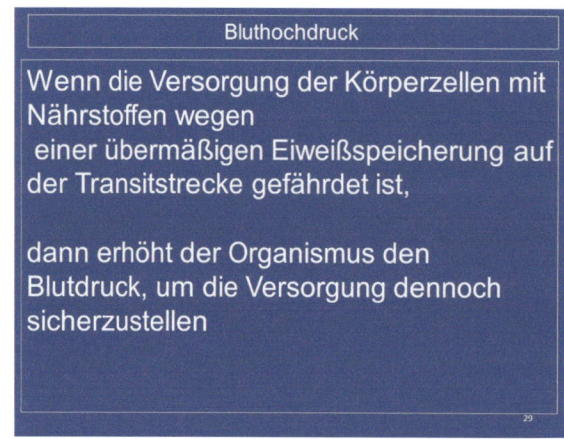

Abb. **22**

Bluthochdruck

Wenn die Versorgung der Körperzellen mit Nährstoffen wegen
 einer übermäßigen Eiweißspeicherung auf der Transitstrecke gefährdet ist,

dann erhöht der Organismus den Blutdruck, um die Versorgung dennoch sicherzustellen

Nichts ist also logischer, als dass der Körper den Blutdruck deswegen erhöht, weil die Transitstrecke für die Nährstoffe immer undurchlässiger wird.

Und was wird in der schulmedizinischen Therapie gemacht gegen diese logische Druckerhöhung?

Es wird der Hohe Blutdruck mit chemischen Mitteln gesenkt, anstatt die Ursache des Staudruckes zu beseitigen. Das macht deswegen wenig Sinn, weil der Blutdruck sofort wieder ansteigt, wenn die blutdrucksenkenden Arzneien abgesetzt werden. Hinzu kommt, dass sich der Stau fort setzt, er wandert „weiter aufwärts", wird die Ursache des Staudrucks nicht beseitigt. Das heißt, dass das Krankheitsgeschehen sich schleichend progressiv verschlimmert. Derr Weg ins chronische Siechtum nimmt seinen Lauf.

Das heißt: Es entsteht ein Rückstau vom Zwischenzellraum über die kleinen Haargefäße, mit ihren bereits verdickten Basalmembranen, er führt dann über die Arteriolen bis in die Arterien hinein, mit den damit verbundenen Ablagerungen, die man Arteriosklerose nennt. Der Zwischenzellraum ist praktisch die Transitstrecke für den Transport von Wasser, Nährstoffen, Toxinen und Signalen bzw. Informationen. Oft wird nur von der Versorgung der Zellen gesprochen, dabei ist die Entsorgung ebenso wichtig!

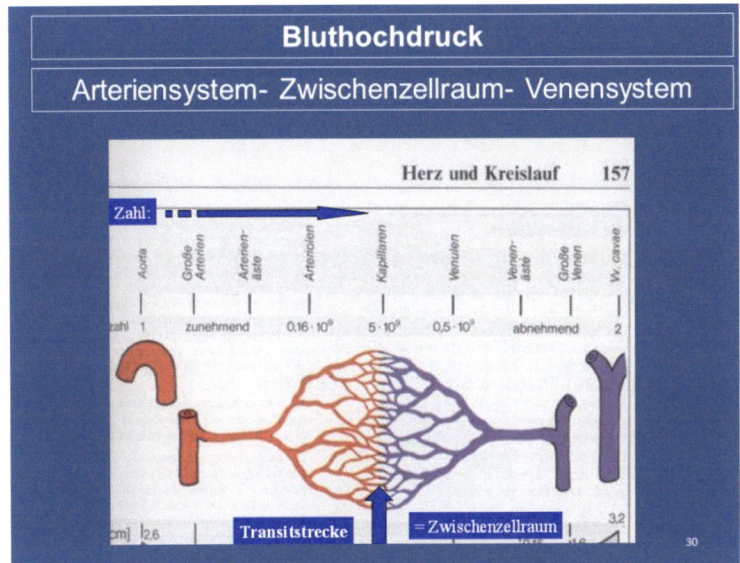

Abb. **23**

Durch die „Verdichtung und Verschlackung" des Zwischenzellraumes (der Transitstrecke) kann im Prinzip die Ver- und Entsorgung aller Organe und Körperteile betroffen sein. Dies kann auch zu chronischen, dauerhaften Entzündungen führen, die man sich nicht erklären kann. Trotz Behandlung treten sie immer wieder auf.

Wegen des Staudruckes und der damit verbundenen Ablagerungen, bis in die Herzkranzgefäße hinein, ist auch zu erklären, dass gesetzte Stents in den Herzkranzgefäßen und anderswo manchmal schnell wieder „zu" sind und ersetzt werden, oder auch weitere, neue eingepflanzt werden müssen.

Wenn also die Ursache des Rückstaus und der Ablagerungen nicht behoben wird, dann ist auf Dauer der Kampf gegen Herzinfarkt und Schlaganfall kaum zu gewinnen.

Der ganze Organismus „versumpft"

Herzinfarkte und Schlaganfälle sind dramatische Beispiele. Vergessen wir aber nicht, dass unser ganzer Organismus „versumpft" und dass auf diese Weise der Mensch je nach individuellem „biologischen Strickmuster" an allen möglichen Orten seines Körpers zivilisatorisch erkranken kann.

Diese, von mir entwickelte, Systemskizze zeigt die Zusammenhänge in einem anderen, noch größeren Zusammenhang:

Systemskizze

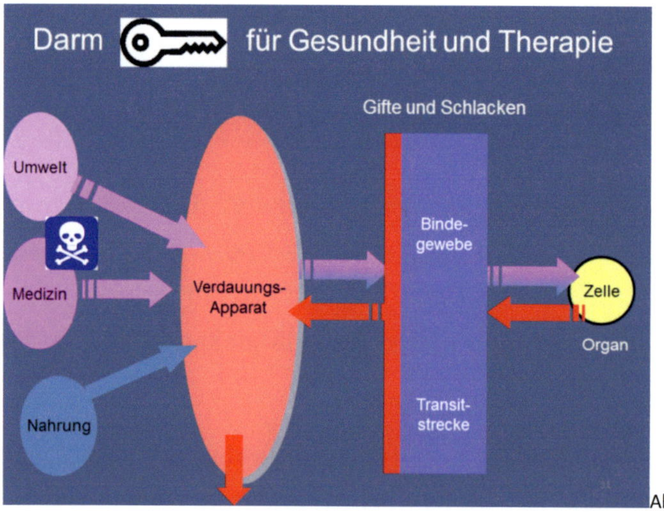

Abb. 24

Wir erkennen hier ohne Schnörkel, ohne wissenschaftliches Rüstzeug, wie es bei der Versorgung der menschlichen Zellen, den kleinen Kraftwerken zur Energiegewinnung, vor sich geht.

Aber zusätzlich ist die „Entsorgung" zu beachten. Und sie ist fast noch wichtiger.

- Bei der Nahrungsaufnahme fängt das Problem an, nämlich dass wir „Gifte" statt genügend guter Energie, sprich verwertbarer natürlicher Nahrung, zu uns nehmen.
- Das zweite Problem entsteht dann im Darm. Wir reden uns die Köpfe heiß, über das, was man essen sollte, aber kaum einer macht sich Gedanken darüber, dass das, was wir essen, auch wirklich in den Zellen, den kleinen Energiekraftwerken des Körpers ankommt.
- Und das Wichtigste: was passiert mit den Verbrennungsstoffen und Stoffwechselschlacken?

Dafür kann nur ein gesunder Darm sorgen. Er zerlegt die Nahrungsstoffe, schlüsselt sie körpergerecht auf, damit sie zu den Zellen transportiert werden können. Und der Darm entgiftet wieder, er ist ein „Hauptentsorger"!

Es gilt die Formel des Mayr-Arztes und Mayr-Schüler, Dr. Erich Rauch:

$$E = N \times V$$

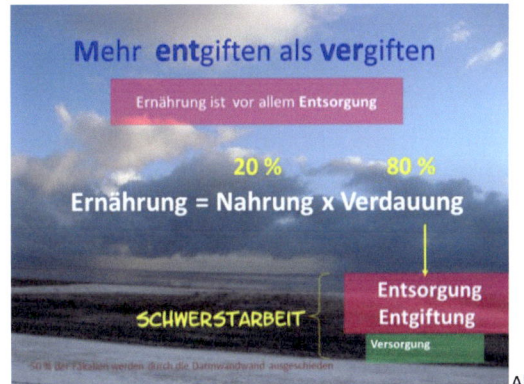

Abb. 25

Ernährung = Nahrung x Verdauung

33

Wobei das, was wir essen, allenfalls mit 20 % zu bewerten ist und das, was wir verdauen, also verstoffwechseln, mit 80 %.

An dieser Formel kommt niemand vorbei. Wir können noch so viel essen und noch so viel darüber streiten, was an Nahrung richtig und wichtig ist, wenn sie nicht dort ankommt, wo sie hin soll. **„Wir verhungern praktisch an vollen Töpfen".** Wir werden immer kränker und oft dicker, weil der Körper das „halb angedaute Zeug" auch nicht ausscheiden kann, sondern auf die „körpereigene Müllhalde" packt.

Der Blutdruck steigt also, weil eben der Rückstau dadurch immer mehr zunimmt.

In dieser Systemskizze sehen wir darüber hinaus auch genau den Ort, an dem das überschüssige Eiweiß gespeichert wird.

Hier auf der Transitstrecke zu den einzelnen Zellen, die der Ver- aber auch vor allem der Entsorgung dienen, wird der Durchfluss wegen zunehmender Verstopfung immer eingeschränkter, das „Sieb wird immer dichter", durch die Eiweißspeicherung und zusätzlich durch die Ablagerungen anderer Giftstoffe und Stoffwechselschlacken.

Der „Graben" ist zu, er muss dringendst „gelotet", also gereinigt werden.

Nehmen wir einen Bildvergleich aus Butjadingen, mit seinem riesigen Be- und Entwässerungssystem aus Sielen und Gräben. Der Sommer ist heiß, die Weiden knochentrocken, das Vieh muht nach Wasser, aber es kommt trotz Bewässerung nicht genug Wasser an, obwohl genug vorhanden ist.

Nun gibt es zwei Möglichkeiten, damit mehr Wasser dort ankommt, wo es hin soll:

1. Der Pumpendruck wird erhöht oder
2. die Gräben werden gereinigt, gelotet

Bei erhöhtem Pumpendruck, wie bei erhöhtem Blutdruck, droht nun die Gefahr, dass es irgendwo einen Dammbruch gibt, dass es dort zu Sickerungen und Überschwemmungen kommt, dort, wo es sehr gefährlich ist.

Wir würden uns schulmedizinisch nun richtig verhalten, wenn wir wegen dieser Gefahr den Pumpendruck verringerten. Das machen z.B. die Betablocker, sie lassen die Herzpumpe langsamer schlagen und senken damit den Druck.

Prävention der Eiweißspeicher-Überfüllung

Zurück zu den Forschungsergebnissen Wendts, die sich auf tierisches Eiweiß, also Fleisch, Eier, Käse, Milch, beziehen, und nicht auf Pflanzeneiweiß (ausgenommen sind Hülsenfrüchte).

Wendt sagt, dass man der Eiweiß- Speicher- Überfüllung vorbeugen kann, wenn man ab dem 20. Lebensjahr

- eine tiereiweißfreie Mahlzeit am Tag,
- einen tiereiweißfreien Tag in der Woche und
- einen tiereiweißfreien Monat im Jahr einhält.

Aber was ist mit den Menschen, die nicht vorgebeugt haben? Bei denen sieht es in der Regel so aus:

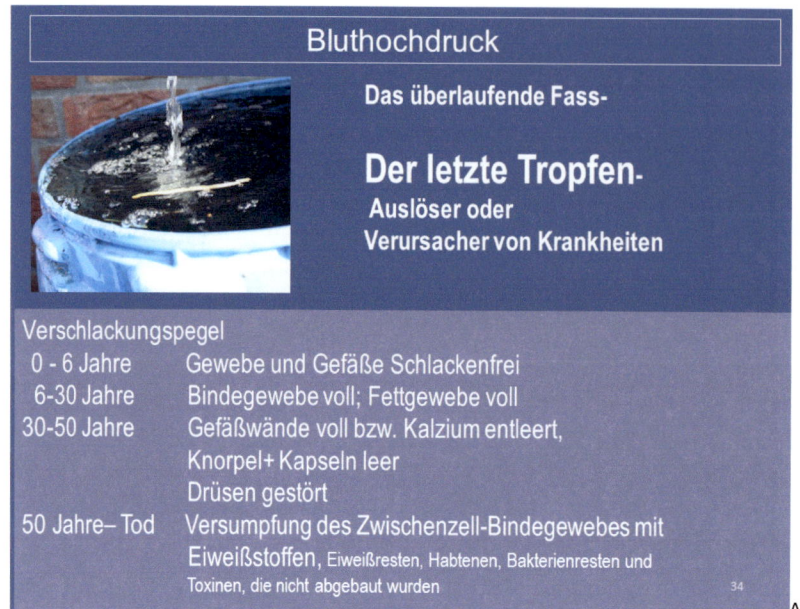

Abb. **26**

Unser Körper, als Fass betrachtet, füllt sich bereits nach 30 Jahren, vom Zeitpunkt der Geburt an, in der heutigen Zeit noch schneller, aufgrund des westlichen Lebensstiles. Das Bindegewebe verschlickt und versumpft zunehmend, das Fettgewebe ist sowieso in vielen Fällen prall gefüllt. Der Mensch ist darüber hinaus in der Regel „versauert". Er hat mit so genannten „Säurekrankheiten" zu kämpfen, wie

- Arthrosen, Gelenkerkrankungen
- Tennisarmen
- Bandscheibenproblemen
- Rücken- und Nackenschmerzen
- Hexenschüssen
- Bänderrissen und Knochenbrüchen

um nur einige aus dem Alltag zu nennen.

Aber das ist ein eigener, interessanter Vortrag! Es zeigt sich, warum biologische lebende Systeme als Ganzes zu betrachten und zu behandeln sind.

Wenn über Jahrzehnte das „Menschliche Fass" mit tierischem Eiweiß überfüllt worden ist, dann reicht die „Wendtsche" Prophylaxe natürlich nicht aus, einmal am Tag in der Woche tiereiweißfrei zu leben, denn die Eiweißspeicher müssen erst einmal drastisch geleert werden, weil man auch „ein altes Haus so schnell im Vorübergehen" nicht putzen kann.

Die praktischen Erfahrungen von Wendt, die sich immer wieder bestätigen, zeigen, dass die Eiweißspeicher sich in der Tat mit der Zeit entleeren, wenn man eine strenge Tier-Eiweiß-Abbaudiät für eine längere Zeit einhält, die durchaus bis zu 2-3 Monaten dauern sollte, je nach Schwere des Falles.

Eine längere tiereiweißfreie Zeit ist total unschädlich, wenn man das notwendige Eiweiß, das der Mensch natürlich benötigt, durch Pflanzeneiweiß zu sich nimmt.

Wer es nicht glaubt, braucht nicht erst nach Indien zu gehen, um dort den Beweis zu erhalten. Auch in Europa gibt es viele Vegetarier, die in der Regel mindestens „so gut in Schuss" sind wie die Fleischesser.

Ob Fleischesser oder nicht, das sollte keine Glaubensfrage sein. Glaubensfragen und Ideologien sollten weder in Politik und Gesellschaft eine Rolle spielen. Hier, bei den Eiweißspeicherkrankheiten geht es nicht um die Frage: Fleisch – ja oder nein? Es geht auch nicht nur um Fleisch, ob ja oder nein, wenn ja, aber wie viel? Es geht auch um Eier, Käse, Milch. Alle tierischen Eiweiße sind es, die **im Übermaß** die so genannten Eiweißspeicherkrankheiten verursachen, und zwar schleichend über den Faktor Zeit. Ich werde immer nach Butter gefragt. Butter besteht aus Fett! Butter ist erwünscht, auch bei erhöhtem Cholesterinspiegel, Butter enthält fast alle essentiellen Aminosäuren. Bitte keine industrielle Margarine. Zu erwähnen ist noch, dass bei der Eiweißabbaudiät auch Fisch und zum Beispiel weiße Bohnen gemieden werden.

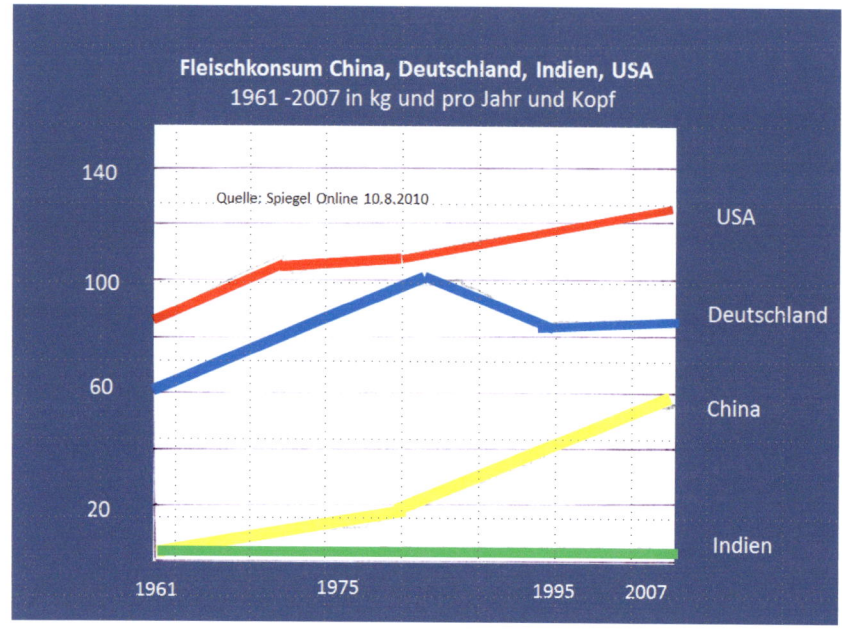

Abb. **27**

Beschleunigen kann man den Abbau des gespeicherten Eiweißes durch eine Blutspende oder einen Aderlass. Warum funktioniert das? – Durch den Aderlass wird das Blut verdünnt und für die dadurch erforderliche Neubildung von Blut benötigt der Körper Eiweiß. Dieses holt sich der Organismus aus den körpereigenen Eiweißpeichern, also aus dem Zwischenzellraum, aus der Basalmembran und den Ablagerungen in den Gefäßen.

Die Ergebnisse sind z.T. verblüffend und beeindruckend in mehrfacher Hinsicht, wie diese Abbildung von einem Praxisfall von Prof. Dr. Wendt zeigt:

38

Behandlungserfolg bei Bluthochdruck, Rheuma, Cholesterin, Diabetes

	Erst-Untersuchung	nach 1 Monat	nach 2 Monaten	nach 3 Monaten
nüchtern Blutzucker	130 g %	126 %	75 %	59 %
Gewicht	80 kg	76,5 kg	74 kg	72 kg
Blutdruck	160 / 95	155 / 90	145 / 90	130 /80
Cholesterin	292 mg /dl	290 mg /dl	210 mg /dl	178 mg /dl
Rheuma	++	+	-	-
Hämatokrit	46 Vol.-%	45,5 Vol.-%	44 Vol.-%	41,5 Vol.-%

Quelle: Wendt, Eiweißspeicherkrankheiten   Abb. **28**

Diese Frau litt an:

- Rheuma
- Diabetes 2
- Bluthochdruck
- Hypercholesterin
- Übergewicht
- dickem Blut

Sie aß zu allen Mahlzeiten tierisches Eiweiß. Sie hatte noch zahlreichere Symptome als die vier Kennzeichen des „Tödlichen Quartetts". Man konnte sie deshalb schon als „schwer erkrankt" bezeichnen.

Nach drei Monaten konsequentem Tiereiweiß - Fasten normalisierten sich bei ihr nicht nur

- der Blutdruck (Normalwerte!) sondern auch

- Blutzucker und
- Hämatokrit gingen auf Normalwerte zurück und
- weitere schlechte Werte normalisierten sich ebenfalls

Alles ohne Chemie!

Das ist nun kein Einzelfall aus den Forschungsergebnissen der Professoren Wendt, sondern es sind in der Tat häufige Erfahrungen im Alltag einer Naturheilpraxis!

Es ist auch ein Versuch, den jeder selbst ohne Risiko, für einen gesunderen Körper, unternehmen kann.

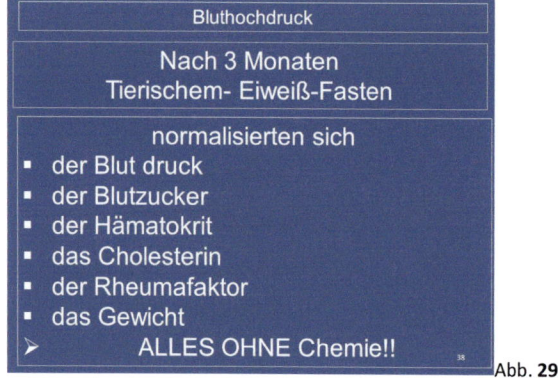
Abb. 29

Interessant sind die Forschungsergebnisse von Wendt auch für Menschen, die Diabetes 2 haben.

Die Erfolge der Tiereiweiß-Abbau-Therapie bei Altersdiabetes erklären die Professoren Wendt, in logischer und nachzuvollziehender Weise, durch elektronenmikroskopische Aufnahmen einer Muskelkapillare.

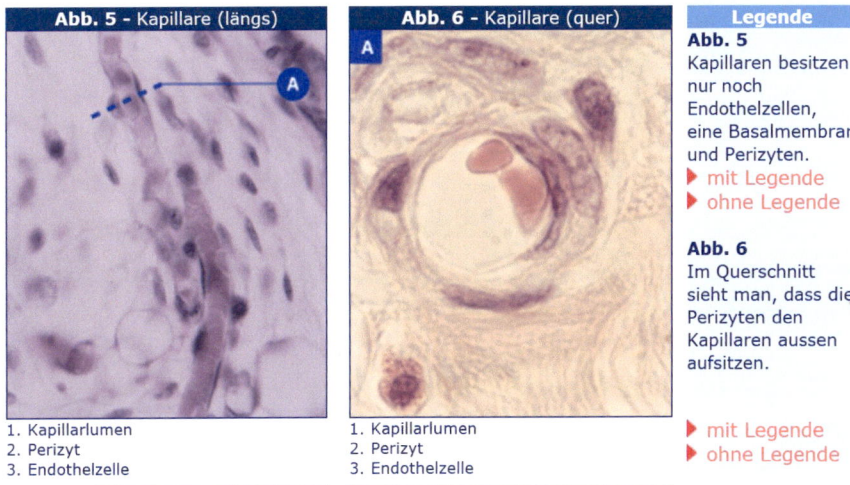

Abb. 5 - Kapillare (längs)	Abb. 6 - Kapillare (quer)	Legende

1. Kapillarlumen
2. Perizyt
3. Endothelzelle

1. Kapillarlumen
2. Perizyt
3. Endothelzelle

Abb. 5
Kapillaren besitzen nur noch Endothelzellen, eine Basalmembran und Perizyten.
▶ mit Legende
▶ ohne Legende

Abb. 6
Im Querschnitt sieht man, dass die Perizyten den Kapillaren aussen aufsitzen.

▶ mit Legende
▶ ohne Legende

Quelle: Lehrskript Morphologie de l`Universite´ de Fribourg / Universität Freiburg   Abb. **30**

Man sieht auf seinen Aufnahmen auf seiner Webseite den Vergleich zwischen einer gesunden Kapillare und einer Kapillare eines Menschen nach 19 Jahren mit Diabetes Typ 2. Man erkennt dort deutlich eine unnatürliche Verdickung der Kapillarbasalmembran. Wie man sich eine Kapillare mit ihren Bestandteilen vorstellen kann, ist aus Abb. 34 ersichtlich. Sie haben einen Durchmesser von 5 - 15µm, sind gerade groß genug für den Durchtritt eines Erythrozyten. Allerdings passen die Erythrozyten nur dann hindurch, wenn sie noch flexibel sind und sich „durchquetschen" können.

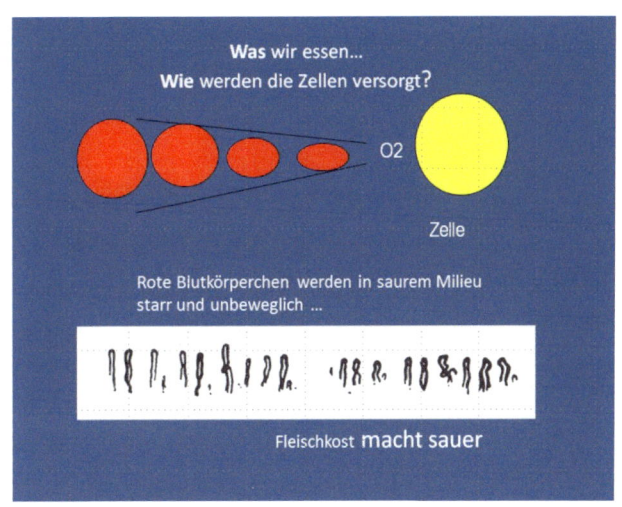

Abb. **31**

41

Im Ergebnis vergleicht Wendt dann die beiden Therapieansätze. Die geltende Lehrmeinung für die Therapie des „krankhaft" erhöhten Blutzuckers eines Diabetikers ist, den Blutzucker zu senken.

Die Sichtweise Wendts ist, dass der Blutzucker nicht krankhaft erhöht, sondern dass der Blutzucker nur **kompensatorisch** erhöht ist, um die krankhaft verminderte Durchlässigkeit bei den Kapillaren zu überwinden, damit die Zellen mit genügend Glucose versorgt werden.

Wenn ich hier zusammenfasse, dann ist die Schlussfolgerung relativ einfach und logisch:

> Nicht nur der Bluthochdruck sinkt, sondern unter anderem auch der Blutzuckerspiegel durch Eiweißfasten, d.h., durch konsequentes Weglassen von tierischem Eiweiß wie Fleisch, Fisch, Eier, Milchprodukten!

Unverzichtbare Ergänzungen zum Eiweißfasten

Zum Schluss komme ich noch einmal auf mein Grundschema zurück, um daran zu verdeutlichen, dass erfahrungsgemäß Eiweißfasten allein,   nach vielen Jahren des übermäßigen Konsums, nicht mehr ausreicht, in allen Fällen eine vollständige normale körpereigene Blutdruckregulation wieder zu erreichen.

Die körpereigenen Autoregulationen, also **alle** körpereigenen Regelkreise sind in heutiger Zeit bei den meisten Menschen nicht mehr im Gleichgewicht!

Das zeigen die ständig ansteigenden Reparatur-Kosten der „Medizin-Industrie".

Von den Krankenkassen werden im wahrsten Sinne des Wortes nur Reparaturen bezahlt, die mit Operation, chemischen Arzneimitteln und Bestrahlungen fast vollständig beschrieben sind.

Dieser Reparaturbetrieb macht die Menschen abhängig, weil es ihr körpereigenes Regulationssystem und damit das körpereigene Heilungssystem auf Dauer zerstört.

Damit wird der Medizinbetrieb zu einer unverzichtbaren Einrichtung, um diese iatrogenen (d.h. die von der Medizin selbst gesetzten) Schäden - wiederum nur symptomatisch- zu behandeln. Das ist eine gute Beschäftigungsgarantie.

Alternativmedizinische und naturheilkundliche Ansätze werden nur halbherzig verfolgt, das Interesse an natürlichen Heilungen scheint sehr gering zu sein.

Kompensatorisch erhöhter Bluthochdruck (essentieller Bluthochdruck) und kompensatorisch erhöhter Blutzucker sind keine eigenständigen Erkrankungen, sondern körpereigene Reaktionen auf einen falschen zivilisatorischen Lebensstil, wie ich es an dieser Systemskizze versuche deutlich zu machen.

Wie ich am Anfang meines Vortrages bemerkte, sind die Regelkreise in lebenden Systemen sehr komplex, und sie unterliegen vielfältigen Einflüssen und Belastungen, die sicher noch nicht alle erforscht sind.

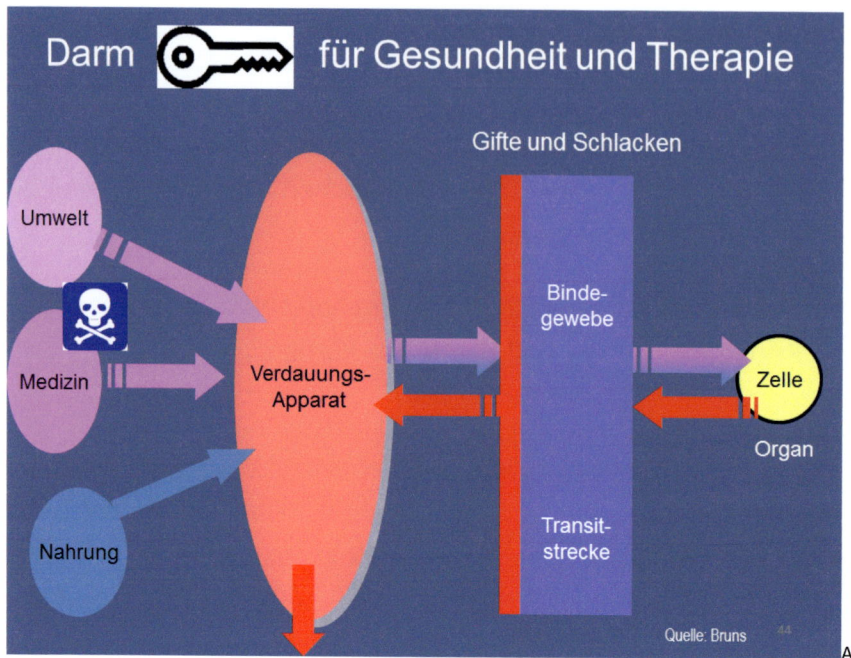

Abb. **32**

Denken wir zum Beispiel an das Zusammenspiel der beiden Nervensysteme, den Sympathikus und seinen Gegenspieler, den Parasympathikus.

Der Sympathikus aktiviert Herz und Kreislauf, und bei heutigem Arbeits-und Urlaubsstress ist er ständig überdreht!

Gegen eine daraus z.B. resultierende Blutdruckerhöhung hilft auch das Eiweißfasten nicht allein. Es ist Entspannung dringend geboten, um den überdrehten Sympathikus zu „normalisieren", das heißt, ihm ein gesundes Wechselspiel mit seinem Gegenspieler, dem Parasympathikus, zu ermöglichen.

Auch damit ist es in der industriellen Neuzeit aufgrund des westlichen Lebensstil in den meisten Fällen noch nicht getan.

Die Grusel - Liste

Erfahrungsgemäß ist während der intensiven Therapiezeit zusätzlich folgende „Gruselliste" unbedingt zu beachten. Bitte fallen Sie nicht in Ohnmacht!

1. kein Alkohol
2. kein Rauchen
3. kein Kuchen, kein Zucker, keine Weißmehle
4. kein Brot
5. kein Kuhmilcheiweiß, kein Soja
6. kein Fleisch, keine Wurstwaren
7. keine Säfte, kein Cola, kein Wasser mit Kohlensäure
8. kein Kaffee, kein schwarzer Tee
9. keine Margarine
10. kein Pfeffer, Senf, Zucker, keine Gewürze
11. nichts Gebratenes, Gekochtes, Eingemachtes
12. keine Fertignahrung, kein Fastfood

Das sind so in etwa die wichtigsten „**Verbote**" für 2-3 Monate.

Der Verzicht auf Brot und Fertignahrungen jeglicher Art garantiert, dass wir keine, wie auch immer industriell gefertigte Salze mit Jod und Rieselhilfen zu uns nehmen, was wiederum unserem Blutdruck und unserer Gesundheit zugutekommt. Nur auf diese Weise können wir sicherstellen, dass unser Organismus mit der richtigen Dosis von natürlichem Salz versorgt wird.

Gebote für Gesundheit und Wohlbefinden

Und nun die Gebote für Gesundheit und Wohlbefinden, auf die im Raum stehende Frage:

„Was soll ich denn da noch essen?"

Etwa so! – Und ohne zu hungern!

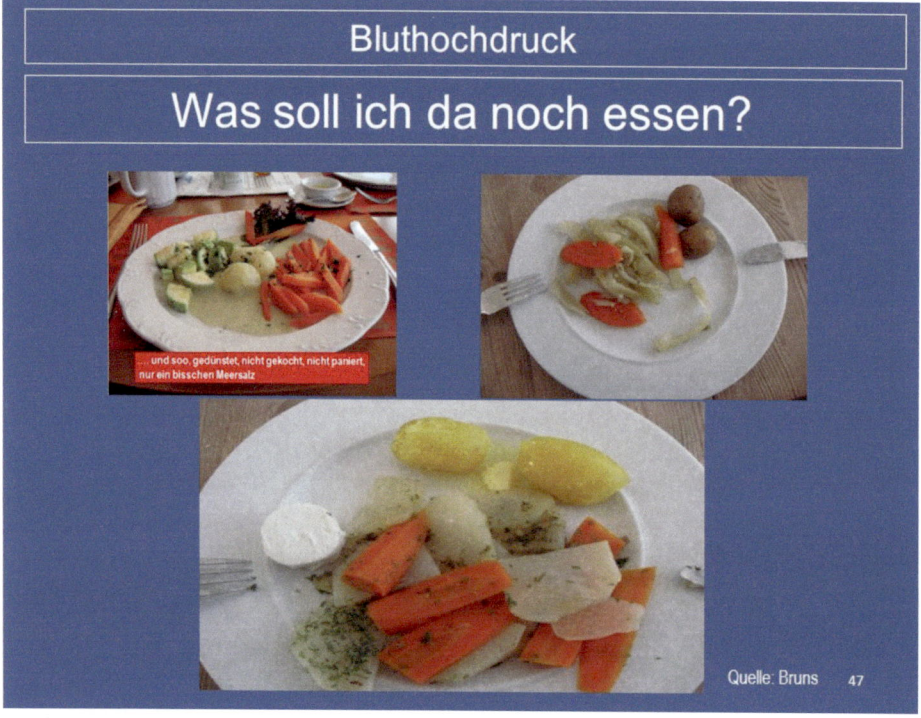

Abb. **33**

46

Ich verweise hier auf das Buch Wendt/ Petri, das einen großen Rezeptteil enthält.

Ich persönlich halte den Rezeptteil für überflüssig, und ich bin auch nicht mit allem darin einverstanden, weil ich als Mayr-Kur-Anhänger einfache Gerichte bevorzuge, wie sie z.B. auf diesen gezeigten drei Tellergerichten zu sehen sind.

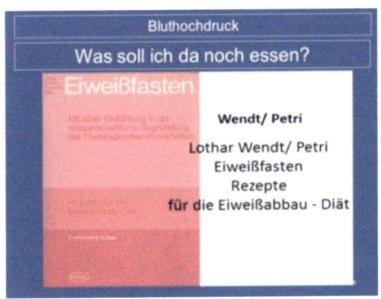

Abb. **34**

Das Wendt / Petri Buch enthält u.a.

30 Salatkombinationen

20 Suppen

58 Gemüsegerichte

14 Kartoffelgerichte

17 kleine Gerichte und Imbisse

Mir ist das alles zu kompliziert, und ich halte die vielen Rezepte und Variationen auch nicht für notwendig, im Gegenteil eher ablenkend! Meine Damen und Herren: „Sie merken, dass mir Rezepte und Kochshows ein Gräuel sind. So hat jeder seinen Tick!"

Übrigens: Die Getreiderezepte würde ich weglassen, aber das sind alles nur Nebenkriegsschauplätze und verstellen den Blick auf das Wesentliche.

Was erspart uns noch den Gang zum Arzt und in die Apotheke?

Meine Begründung für eine einfache, natürliche Nahrung liegt in der Formel von Dr. Erwin Rauch:

$$\text{Ernährung} = \text{Nahrung} \times \text{Verdauung}$$

die ich bereits erwähnte. Ich möchte jedoch noch einmal abschließend auf die große Bedeutung dieser Formel hinweisen!

Es beträgt die Bedeutung

- von Nahrung, also dessen, was wir essen, nur 20 % und
- von Verdauung, also das, was wir verstoffwechseln, dagegen 80 %.

Warum ist die Verdauung so viel wichtiger? - Das ist so einfach wie einleuchtend!

Wenn die Verdauung, besser gesagt - der Stoffwechsel - nicht funktioniert, dann kommt das, was wir essen, gar nicht dort an, wo es hin soll und gebraucht wird, nämlich bei jeder Körperzelle.

Auf diese Weise verhungern wir, wie auch bereits gesagt, an vollen Töpfen, trotz hochwertigster Nahrung, wenn wir sie überhaupt zu uns nähmen. Es gibt daher drei Möglichkeiten:

1. Der Speisebrei im Darm ist verdaubar und wird ohne Probleme vom Körper aufgenommen. **Es ist alles ok.**
2. Der Speisebrei geht im Darm in Gärung über. **Alarm! Blähungen**!
3. Der Speisebrei verrottet im Darm und erzeugt praktisch Leichengifte

aus unverdaulichen Eiweißen, insbesondere von Fleisch.

Großer Alarm! Das ist sehr belastend und vergiftend wegen der verstärkten Zersetzung von Eiweiß in Indol, das als Indikan im Urin ausgeschieden wird!

Die drei Möglichkeiten für den Speisebrei

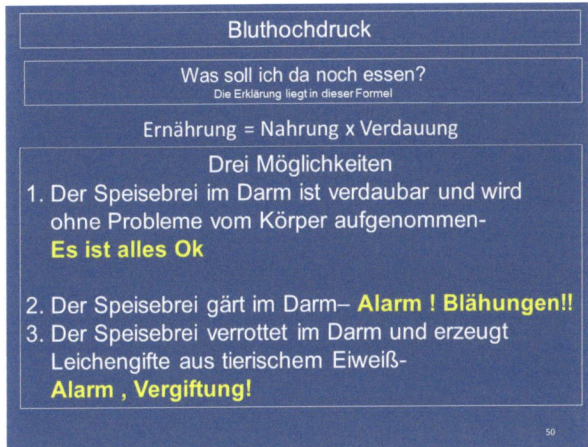

Abb. **35**

Die Indikan- Ausscheidung im Urin ist labormäßig messbar. Sie sollte nicht mehr als 5-20 mg/24 h betragen.

Diese Untersuchungen gehören nicht zur täglichen ärztlichen Praxis. Nach meiner Meinung sind sie unverzichtbar, um dem Patienten beweisen zu können, dass der Ernährungsfehler bei ihm liegt, und dass er seinen Ernährungsstil ändern muss.

Aber leider: So lange man lesen kann, dass es völlig egal ist, was und wie man isst, so lange wird die Gesundheits- und Fastfood-Industrie weiter gute Gewinne machen!

Über die Art, wie man isst, über die Frage, wie wichtig die Verdauung, also der Stoffwechsel ist, darüber wird fast nur im Butjadinger Forum berichtet.

Kochbücher und Kochshows haben Hochkonjunktur. Mit diesen Gaumen-kitzlern verderben wir unseren natürlichen Geschmack, wir zerstören unseren Stoffwechsel und leiten damit vielfältig den Weg ins chronische Siechtum ein.

Oberstes Gebot muss dagegen sein, die Selbstvergiftungen im Darm zu ver-meiden und zu beheben.

Nur das erspart uns den Weg zum Arzt und in die Apotheke. Und es unter-stützt in hervorragender Weise die „tierische" - Eiweiß- Abbau-Therapie nach Profes. Wendt zur Vermeidung des Tödlichen Quartetts: Bluthochdruck, Blut-fettwerte, Fettleibigkeit, Diabetes 2 (Insulinresistenz)

Wir brauchen also „nur": Tiereiweiß-Fasten und

- nur 2- 3 Mal am Tag zu essen (Diabetiker ausgenommen),
- jeden Bissen 50-mal zu kauen,
- zum Essen nicht zu trinken,
- uns nicht dabei zu streiten,
- abends nicht später als 18 Uhr zu essen.

Ich weiß, und Sie wissen es eigentlich auch:

Das Problemwort in dem Satz **„Wir brauchen nur…"**

ist das Wörtchen **„nur"!!!**

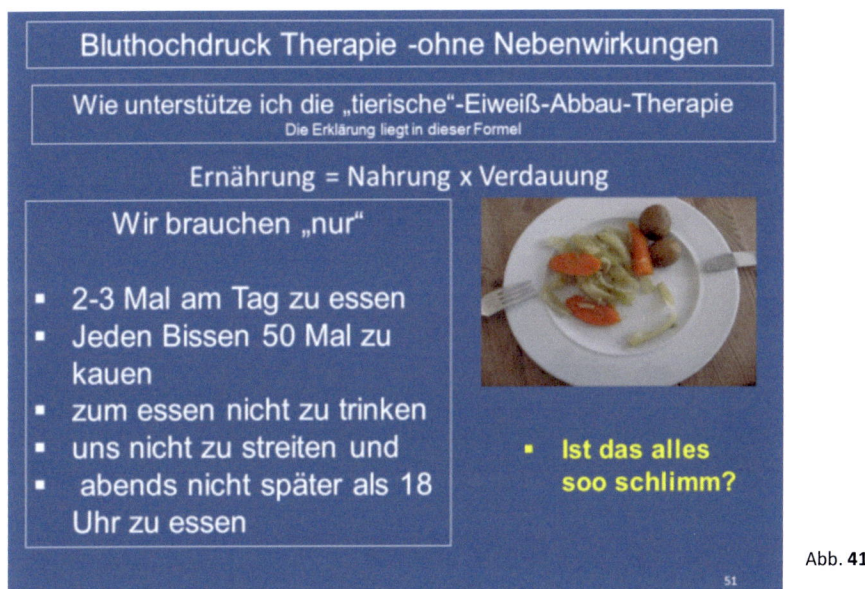

Abb. **41**

Aber wäre es für unsere Gesundheit soo schlimm....?

Literatur

Prof. Dr. Lothar Wendt Prof. Dr Thomas Wendt	Angiopathien- Eiweißspeicherkrankheiten- Autoimmunkrankheiten
Lothar Wendt / Susanne Petri	Eiweißfasten, Rezepte für die Eiweißabbau-Diät
Profes Wendt	http://www.prof-wendt.de
Dr. Erich Rauch	Blut- und Säfte- Reinigung
Dr. Erich Rauch	Die Darmreinigung nach Dr. F. X. Mayr
Dr. Erich Rauch	Lehrbuch der Diagnostik und Therapie nach F. X. Mayr
Prof. Dr. Heinrich Reckeweg	Homotoxikologie
Dr. Michael Worlitschek	Säuren- Basen- Haushalt
Karl O. Glaesel	Heilung ohne Wunder und Nebenwirkungen
Albert von Haller	Macht und Geheimnis der Nahrung
Jörg Blech	Die Krankheitserfinder- Wie wir zu Patienten gemacht werden
Ivan Illich	Die Nemesis der Medizin-Von den Grenzen des Gesundheitswesen
Wikipedia	Bluthochdruck, Medikamente
Prof. Dr. Pischinger	Das System der Grundregulation

Abbildungen

Der Autor

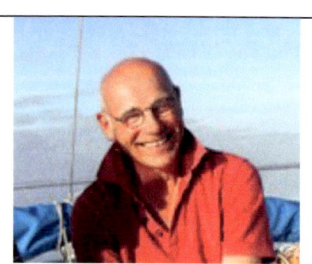

	Gerhard Bruns, Heilpraktiker, Dipl. Ing.
	Lerchenstraße 11
	26969 Butjadingen- Burhave
	Tel.: 0049- 4733-323
	Mail. Gerhard.bruns@espirit.de
	Internet:
	www.gerhard-bruns.de
	www.butjadinger-forum-naturheilkunde.de